BEI GRIN MACHT SICH IHR WISSEN BEZAHLT

AF515196

- Wir veröffentlichen Ihre Hausarbeit, Bachelor- und Masterarbeit

- Ihr eigenes eBook und Buch - weltweit in allen wichtigen Shops

- Verdienen Sie an jedem Verkauf

Jetzt bei www.GRIN.com hochladen und kostenlos publizieren

GRIN

**Bibliografische Information der Deutschen Nationalbibliothek:**

Die Deutsche Bibliothek verzeichnet diese Publikation in der Deutschen Nationalbibliografie; detaillierte bibliografische Daten sind im Internet über http://dnb.d-nb.de/ abrufbar.

Dieses Werk sowie alle darin enthaltenen einzelnen Beiträge und Abbildungen sind urheberrechtlich geschützt. Jede Verwertung, die nicht ausdrücklich vom Urheberrechtsschutz zugelassen ist, bedarf der vorherigen Zustimmung des Verlages. Das gilt insbesondere für Vervielfältigungen, Bearbeitungen, Übersetzungen, Mikroverfilmungen, Auswertungen durch Datenbanken und für die Einspeicherung und Verarbeitung in elektronische Systeme. Alle Rechte, auch die des auszugsweisen Nachdrucks, der fotomechanischen Wiedergabe (einschließlich Mikrokopie) sowie der Auswertung durch Datenbanken oder ähnliche Einrichtungen, vorbehalten.

**Impressum:**

Copyright © 2005 GRIN Verlag, Open Publishing GmbH
Druck und Bindung: Books on Demand GmbH, Norderstedt Germany
ISBN: 9783656520184

**Dieses Buch bei GRIN:**

http://www.grin.com/de/e-book/55598/einfuehrung-der-gesundheitskarte-in-deutschland

Ralf Babuke

# Einführung der Gesundheitskarte in Deutschland

GRIN Verlag

**GRIN - Your knowledge has value**

Der GRIN Verlag publiziert seit 1998 wissenschaftliche Arbeiten von Studenten, Hochschullehrern und anderen Akademikern als eBook und gedrucktes Buch. Die Verlagswebsite www.grin.com ist die ideale Plattform zur Veröffentlichung von Hausarbeiten, Abschlussarbeiten, wissenschaftlichen Aufsätzen, Dissertationen und Fachbüchern.

**Besuchen Sie uns im Internet:**

http://www.grin.com/

http://www.facebook.com/grincom

http://www.twitter.com/grin_com

Fachhochschule Braunschweig/Wolfenbüttel
Standort Wolfsburg
Fachbereich: Gesundheitswesen

# Einführung der Gesundheitskarte in Deutschland

Studienarbeit

Babuke, Ralf
9. November 2005

# Inhaltsverzeichnis

# Abkürzungsverzeichnis

| | |
|---|---|
| bzw. | beziehungsweise |
| ca. | circa (um, etwa, ungefähr) |
| d.h. | das heißt |
| EDV | Elektronische Daten Verarbeitung |
| EHCR | electronic healthcare record |
| EHIC | European Health Insurance Card |
| etc. | et cetera |
| EWR | europäischer Wirtschaftsraum |
| f. | folgende |
| ff. | fortfolgende |
| GKV | gesetzliche Krankenversicherung |
| i.V.m. | in Verbindung mit |
| Mio. | Millionen |
| Mrd. | Milliarden |
| o.J. | ohne Jahresangabe |
| o.V. | ohne Verfasser |
| PIN | Personal Identification Number |
| S. | Seite |
| SGB V | Sozialgesetzbuch Fünftes Buch |
| USA | United States of America |
| usw. | und so weiter |
| vgl. | vergleiche |
| z.B. | zum Beispiel |

## Abbildungs- und Tabellenverzeichnis

# 1 Einleitung

## 1.1 Problemstellung

„Gesundheit ist in der subjektiven und öffentlichen Wahrnehmung ein hohes, wenn nicht sogar das höchste menschliche Gut.“[1]

Durch Flexibilisierung der Arbeitswelt und Globalisierung der Wirtschaft ist die Gesellschaft mit dynamischen Veränderungen in Ihrer Umwelt geprägt. Je mehr Flexibilität der Bevölkerung abverlangt wird, umso bedeutsamer ist für die Menschen die Zuverlässigkeit und Leistungsfähigkeit der sozialen Sicherungssysteme. Erst sozialer Schutz schafft Vertrauen und Sicherheit. Daher ist soziale Sicherheit ein wesentlicher Produktionsfaktor für moderne Gesellschaften.[2]

Der Rückgang der Geburtenrate in Deutschland führt langfristig zu einem veränderten Altersaufbau der Bevölkerung. Das Gesundheitswesen wird dennoch auch in Zukunft ein dynamischer Wachstumsmarkt sein. Um die Teilhabe aller Versicherten am Gesundheitswesen sicherstellen zu können, muss die Versorgung optimiert und die vorhandenen Mittel effektiver und effizienter eingesetzt werden.[3, 4]

Die strikte Trennung von Versorgungsbereichen führt zu Behandlungen auf der falschen Versorgungsebene, die Erbringung medizinisch nicht notwendiger Leistungen sowie unzureichender Informationsprozesse. Kennzeichnend für die derzeitige Situation sind Überkapazitäten, Überdiagnostik und –therapie. Die Gesellschaft aber ist derzeit geprägt von einem wachsenden Gesundheitsbewusstsein der Bevölkerung und einem veränderten Rollenverständnis des Patienten. Die Patienten

[1] Simon, M., Das Gesundheitssystem in Deutschland, 2005, S. 9.
[2] Vgl. o.V., Forderungen der Ersatzkassenverbände zur Strukturreform, 2002 (Internet).
[3] Vgl. Jähn, K., Nagel, E., e-Health, 2004, S. 2-3.
[4] Vgl. o.V., Forderungen der Ersatzkassenverbände zur Strukturreform, 2002 (Internet).

können und wollen durch die eigene Mitwirkung Einfluss auf den Heilungsverlauf nehmen und werden somit zum Koproduzenten der eigenen Gesundheit.[5]

In den vergangenen Jahren wurden bereits gewaltige Beträge im Gesundheitswesen eingesetzt. Besonders in den Bereichen der Computersysteme, Software und Netze erfolgten große Investitionen. Dennoch ist man von dem Ziel einer elektronischen Kommunikation weit entfernt.[6] Die Reformen im Gesundheitswesen setzen auf verbesserte Informations- und Kommunikationsprozesse. Dadurch soll die Versorgungsqualität, Transparenz und Effektivität gesteigert werden. Um dies zu erreichen, muss ein Institutionen übergreifender Datenaustausch erfolgen.[7]

Dem deutschen Gesundheitswesen steht durch die Telematik noch eine Revolution bevor. Durch eine Vielzahl von Konzepten und Projekten kann die Bedeutung von Gesundheitstelematik für das deutsche Gesundheitswesen bereits abgeleitet werden.[8]

Am 03.05.2002 wurde eine Einigung mit den Spitzenorganisationen im Gesundheitswesen für ein gemeinsames Vorgehen beim Ausbau der Telematik erzielt. So wurde beschlossen, dass im Rahmen einer elektronischen Gesundheitskarte verschiedene Telematikmodule, z.B. elektronisches Rezept, usw. eingeführt werden sollen. Durch das GKV-Modernisierungsgesetz wurde am 17.10.2003 beschlossen, dass die elektronische Gesundheitskarte in Deutschland zum 01.01.2006 eingeführt werden soll.

---

[5] Vgl. o.V., Forderungen der Ersatzkassenverbände zur Strukturreform, 2002 (Internet).
[6] Vgl. Klusen, N., Meusch, A., Gesundheitstelematik, 2002, S. 155.
[7] Vgl. o.V., Telematik im Gesundheitswesen, 2005, S. 8.
[8] Vgl. Klusen, N., Meusch, A., Gesundheitstelematik, 2002, S. 5.

Die Einführung der elektronischen Gesundheitskarte soll die Erschließung vorhandener Wirtschaftlichkeitsreserven vorantreiben. Dabei darf es jedoch nicht vorrangig um Rationalisierung gehen, sondern vielmehr müssen bei der Qualität der Versorgung und der Wirtschaftlichkeit Fortschritte erzielt werden. Der Schutz sensibler Patientendaten muss dennoch erhalten bleiben. Spezielle Verfahren der Verschlüsselung bzw. Pseudonymisierung versichertenbezogener Daten müssen geschaffen werden.

## 1.2 Ziel und Aufbau der Arbeit

Die vorliegende Studienarbeit beschäftigt sich mit der geplanten Einführung der elektronischen Gesundheitskarte in Deutschland. Zum Konzept dieser Studienarbeit gehört es, die verschiedenen Telematikmodule, die gesetzlichen Rahmenbedingungen sowie die Ziele und Kosten der elektronischen Gesundheitskarte zu betrachten.

Der erste Abschnitt **Elektronische Gesundheitskarte** skizziert zunächst die möglichen Elemente einer elektronischen Gesundheitskarte. Dabei werden die geplanten Pflichtbestandteile sowie spätere mögliche freiwillige Anwendungen dargestellt.

Der nachfolgende Teil **Rahmenbedingungen** steht vor dem Hintergrund, dass mit der Einführung der elektronischen Gesundheitskarte Möglichkeiten für eine informationstechnologische Gesundheitskontrolle bestehen könnten. Die umfassendere Datenverarbeitung muss haftungsrechtlich bewertet werden, da die externe Speicherung von Patientendaten Probleme in Verbindung mit der ärztlichen Schweige- und Dokumentationspflicht hervorruft. Daher werden das Gesundheitsmodernisierungsgesetz, als Grundelement der Einführung der elektronischen Gesundheitskarte, die ärztliche Schweige- und Dokumentationspflicht sowie mögliche Datenschutz- und Datensicherheitselemente verdeutlicht.

Der Abschnitt **Finanzierung** befasst sich mit den Kosten und dem Einsparpotenzial der elektronischen Gesundheitskarte. Dabei werden die Einsparungseffekte verdeutlicht, welche durch die Gesundheitskarte hervorgerufen werden können. Im Bereich der Kosten werden die einzelnen Leistungserbringer im Gesundheitswesen zusätzlich betrachtet. Dadurch können Einsparungseffekte und Kosten für die einzelnen Leistungserbringer betrachtet werden und mögliche Problemfelder aufgedeckt werden.

Ziel der Studienarbeit ist es, die elektronische Gesundheitskarte als Medium der medizinischen Dokumentation mit den verschiedenen Elementen vorzustellen. Dennoch sind mit der Einführung der Gesundheitskarte verschiedene Probleme vorhanden. Diese Hindernisse, wie Datenschutz und Kosten-Nutzen-Verhältnis werden verdeutlicht und es werden mögliche Lösungsansätze dargelegt.

# 2 Elektronische Gesundheitskarte

## 2.1 Bisherige Krankenversicherungskarte

Die Einführung der Krankenversicherungskarte im Jahr 1993/94 war für die damalige Zeit revolutionär und dient heute noch in vielen Ländern als Vorbild. Seit der Einführung erhielten in Deutschland rund 90% der Bevölkerung eine Versicherungskarte der GKV oder eine Karte der PKV.[9]

Die Krankenversicherungskarte ist eine einfache Speicherkarte mit lediglich ca. 300 Bytes. Als Merkmale sind

- der Name und die Nummer der Krankenkasse,
- Titel, Name, Anschrift und Geburtsdatum des Versicherten,
- Versicherungsstatus und –nummer sowie
- das Ablaufdatum der Gültigkeit der Karte

gespeichert.[10] Die Karte dient dabei den GKV-Versicherten als Legitimation für eine Inanspruchnahme medizinischer Leistungen, Arzneimitteln oder Heil- und Hilfsmittel. Größtes Problem stellt jedoch das lange Gültigkeitsdatum der Karte dar. Da die Karte nicht, wie bei EC-Karten oder Kreditkarten, zentral gesperrt werden kann, macht es einen längeren unbefugten Gebrauch im Rahmen von Diebstählen, Verlust oder nach Versicherungswechsel möglich.[11]

Seit der Einführung der Krankenversicherungskarte werden verschiedene Änderungsoptionen diskutiert. So fehlen auf der jetzigen Versicherungskarte jegliche Hinweise zu Geschlecht oder Zuzahlungsstatus. Dadurch ließen sich einige Verfahrensabläufe innerhalb von Arztpraxen vereinfachen.[12]

---

[9] Vgl. Bertrand, U., Kuhlmann, J., Stark, C., Der Gesundheitschip, 1995, S. 114.
[10] Vgl. Lehmann, T., Meyer zu Bexten, E., Handbuch der Medizinischen Informatik, 2002, S. 557.
[11] Vgl. Noelle, G., Warda, F., Telemedizin und eHealth in Deutschland, 2002, S. 98.
[12] Vgl. Noelle, G., Warda, F., Telemedizin und eHealth in Deutschland, 2002, S. 99 und vgl. Klusen, N., Meusch, A., Gesundheitstelematik, 2002, S. 166.

Mit der „Vereinbarung zur Einführung der elektronischen Gesundheitskarte sowie der erforderlichen Informations-, Kommunikations- und Sicherheitsinfrastruktur gemäß § 291a SGB V“ wurde von den verantwortlichen Institutionen des Gesundheitswesen beschlossen, dass eine Erweiterung der Krankenversicherungskarte zur elektronischen Gesundheitskarte zum 01.01.2006 erfolgt.

## 2.2 Telematische Ausgestaltungsmöglichkeiten der elektronischen Gesundheitskarte

### 2.2.1 Vorbemerkung

Die elektronische Gesundheitskarte wird mit verschiedenen Funktionen ausgestattet. Dabei werden administrative (verpflichtende) Funktionen und medizinische (freiwillige) Funktionen unterschieden.[13]

Nach der Einführung der Gesundheitskarte werden zunächst die administrativen Funktionen realisiert. Die Daten zur Beschreibung des Versicherungsverhältnisses sowie das elektronische Rezept stellen somit den Anfang der elektronischen Gesundheitskarte dar (vgl. § 291 Abs. 2 SGB V[14] i.V.m. § 291a Abs. 2 und 3 SGB V).

Nach erfolgreicher Einführung der administrativen Funktionen sollen die medizinischen Funktionen, wie Notfalldaten, Arzneimitteldokumentation, Arztbrief, Patientenakte usw. möglich sein.

### 2.2.2 Administrative Funktionen

#### 2.2.2.1 Versicherungsdaten

Für die neue Krankenversicherungskarte ist geplant, dass neben der Unterschrift des Versicherten zusätzlich noch ein Lichtbild des Versicherten auf der Versichertenkarte erscheinen wird.

---

[13] Vgl. o.V., Hintergrundinformationen zur Einführung der elektronischen Gesundheitskarte in Deutschland, 2005 (Internet).

[14] SGB V, BGBl. I 1988, S. 2477, zuletzt geändert durch Vierzehntes Gesetz zur Änderung des Arzneimittelgesetzes vom 29.8.2005, BGBl. I S. 2570.

Für die ärztliche bzw. zahnärztliche Versorgung ist vorgesehen, dass die maschinelle Übertragung der Versichertendaten für die Abrechnungsunterlagen erfolgen muss (vgl. § 291 Abs. 2 SGB V i.V.m. § 291a Abs. 2 und 3 SGB V). Daher sind gemäß § 291a SGB V ausschließlich folgende Angaben vorgesehen:

- Bezeichnung der Krankenkasse und der Kassenärztlichen Vereinigung des Wohnortes,
- Familienname und Vorname des Versicherten,
- Geburtsdatum,
- Geschlecht,
- Anschrift,
- Krankenversichertennummer,
- Versichertenstatus,
- Zuzahlungsstatus,
- Tag des Beginns des Versicherungsschutzes und
- bei befristeter Gültigkeit der Karte das Datum des Fristablaufes.

Zusätzlich muss die Gesundheitskarte einen Berechtigungsnachweis für die Inanspruchnahme von Leistungen im Geltungsbereich der EWR-Staaten und der Schweiz enthalten. Somit ist man mit der europäischen Krankenversichertenkarte (EHIC), als Ersatz des Formulares E111, berechtigt, alle medizinisch sofort notwendigen Behandlungen im europäischen Ausland zu erhalten (Vgl. § 291a Abs. 2 SGB V).

#### 2.2.2.2 Elektronisches Rezept

Bei dem elektronischen Rezept wird allgemein von den größten kurzfristig zu erwartenden Einspareffekten ausgegangen. Daher stellt das Rezept unter dem Aspekt der Finanzierbarkeit einer Telematikplattform eine der Kernanwendungen dar.[15]

[15] Vgl. o.V., Telematik im Gesundheitswesen, 2005, S. 25.

Dies liegt einerseits an Einsparpotenzialen durch die Vermeidung von bestehenden Medienbrüchen und andererseits daran, diese Mittel für den Aufbau der anderen Infrastruktur zu verwenden.[16]

Bereits heute werden rund 80% aller ca. 700 Mio. Rezepte elektronisch erstellt. Dennoch erfährt dieses Rezept von der Erstellung beim Arzt bis zur statistischen Aufarbeitung mehrfache Medienbrüche.[17] Somit dauert es heute bis zu 6 Monate nach der Ausgabe des Medikamentes durch die Apotheke bis zur Erfassung bei den Krankenkassen (siehe Abbildung 1).[18]

| Phase | Zeitraum | Akteure | Vorgänge |
|---|---|---|---|
| **1.** | 1. Monat | Arzt | Verordnung |
| **2.** | 1./2. Monat | Apotheken | Rezepteinlösung |
| **3.** | 2. Monat | Apotheken-Rechenzentrum | Abrechnung im folgenden Kalendermonat, Datenübermittlung |
| **4.** | 2./3. Monat | Krankenkassen | Rechnungsprüfung, Datenkorrekturen |
| **5.** | 2./4. Monat | Krankenkassen-Rechenzentrum | Datenprüfung gegen Verzeichnisse, Korrekturen der Krankenkassen |
| **6.** | 4./7. Monat | Krankenkassen-Rechenzentrum | Quartalsweise Aufbereitung für Vertragszwecke, Verteilung auf zuständige Krankenkassenverbände |
| **7.** | 6./8. Monat | Krankenkassen-verbände | Clearing und kassenübergreifende Zusammenfassung zu KV-Ergebnissen |
| **8.** | 8./9. Monat | Kassenärztliche Vereinigungen, Prüfungs-aussschüsse | Aufbereitung mit den Arztdaten, Auswertung für Prüfzwecke |

**Abbildung 1 Laufzeiten von Rezepten**

Quelle: Noelle, G., Warda, F., Telemedizin und eHealth in Deutschland, 2002, S. 119.

Anhand der Abbildung 1 kann man erkennen, dass die Einführung des elektronischen Rezeptes nur in den Phasen 3 bis 5 zu einer Verkürzung der Zeitspanne von ca. 4 bis 8 Wochen führen kann.

---

[16] Vgl. Noelle, G., Warda, F., Telemedizin und eHealth in Deutschland, 2002, S. 112.
[17] Vgl. o.V., Gesundheitskarte AKTUELL: Informationen zum elektronischen Rezept, 2005 (Internet).
[18] Vgl. Noelle, G., Warda, F., Telemedizin und eHealth in Deutschland, 2002, S. 117 ff.

Denn die Analyse der Zeiträume lässt erkennen, dass verwaltungstechnische Abläufe innerhalb der Krankenkassen und –verbände sowie der Kassen-ärztlichen Vereinigungen für Reibungsverluste verantwortlich sind.

Der Bruch der elektronischen Übertragungskette soll durch die Einführung des elektronischen Rezeptes aufgehoben werden. Somit ließen sich mit den Medienbrüchen verbundene Kosten einsparen. Zusätzlich könnten aktuelle und zeitnahe statistische Ergebnisinformationen erzielt werden, um Ausgabeschwankungen zu analysieren und entgegenzuwirken.[19]

Vorerst soll das elektronische Rezept nur auf apothekenpflichtige Produkte beschränkt werden. Verordnungen für nicht apothekenpflichtige Produkte und Leistungen wie Heil- und Hilfsmittel werden zunächst weiter auf Papier erstellt und sollen später als elektronisches Rezept möglich sein.[20]

Die Einführung des elektronischen Rezeptes wird zu einer erheblichen Vereinfachung der Abläufe führen. Für den Transport des elektronischen Rezeptes werden verschiedene Varianten in Rahmen von Testversuchen geprüft. Derzeit ist geplant, dass die Gesundheitskarte den Transport des elektronischen Rezeptes durchführt (siehe Abbildung 2) oder das elektronische Rezept auf einem Server (siehe Abbildung 3) gespeichert wird.[21]

---

[19] Vgl. Jähn, K., Nagel, E., e-Health, 2004, S. 5 und vgl. Noelle, G., Warda, F., Telemedizin und eHealth in Deutschland, 2002, S. 118.

[20] Vgl. o.V., Gesundheitskarte AKTUELL: Informationen zum elektronischen Rezept, 2005 (Internet).

[21] Vgl. o.V., Spezifikationen der Lösungsarchitektur zur Umsetzung der Anwendungen der elektronischen Gesundheitskarte, S. 232, 2005 (Internet) und vgl. o.V., Einführung der Telematik Infrastruktur – Überblick der Lösungsarchitektur, S. 36 ff., 2004 (Internet) und vgl. o.V., Fragen und Antworten: elektronische Gesundheitskarte, 2005 (Internet).

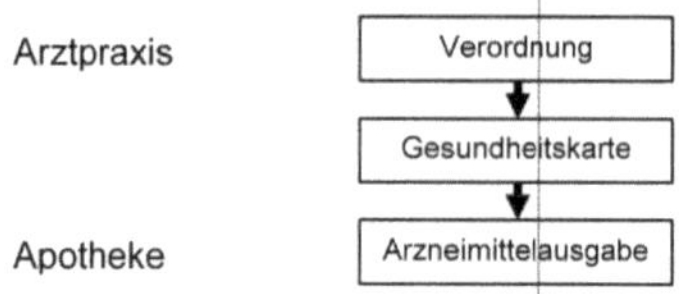


**Abbildung 2 Elektronisches Rezept Datenübermittlung per Kartenvariante**
Quelle: eigene Darstellung

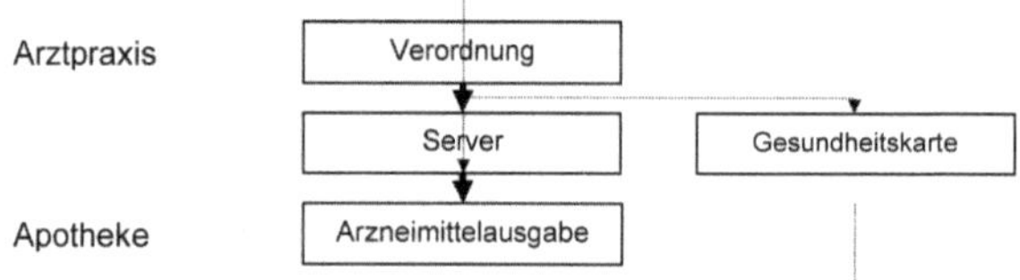


**Abbildung 3 Elektronisches Rezept Datenübermittlung per Servervariante**
Quelle: eigene Darstellung

Der Ablauf der Bearbeitung des elektronischen Rezeptes wird in der Praxis ungefähr folgendermaßen entsprechen:

> Der Arzt verwendet wie bisher seinen Computer für die Erstellung eines Rezeptes. Aus seiner Arzneimittelliste sucht der Arzt ein Arzneimittel aus und erstellt ein elektronisches Rezept. Der Arzt unterschreibt mit Hilfe seines Heilberufausweises das Rezept und erzeugt einen Sicherheitsschlüssel. Das Rezept wird samt Signatur an dem Versicherten übergeben. Dazu kann das Rezept mit dem Schlüssel auf der Gesundheitskarte (siehe Abbildung 2) oder über eine abgesicherte Netzverbindung auf einem eRezept-Server (siehe Abbildung 3) gespeichert werden. Bei der Server-Variante bestehen zwei Möglichkeiten. Das Rezept und der Schlüssel werden zusammen auf dem Server gespeichert oder das Rezept wird auf dem Server und der Schlüssel auf der Gesundheitskarte gespeichert.[22]

[22] Vgl. Klusen, N., Meusch, A., Gesundheitstelematik, 2002, S. 159 ff. und vgl. o.V., Einführung der Telematik Infrastruktur – Überblick der Lösungsarchitektur, S. 36 ff., 2004 (Internet) und vgl. o.V., Fragen und Antworten: elektronische Gesundheitskarte, 2005 (Internet).

In der Apotheke übergibt der Versicherte das elektronische Rezept dem Apotheker. Dafür benötigt der Apotheker immer die Gesundheitskarte, um das Rezept entweder direkt von der Karte oder vom eRezept-Server abzurufen. Daraufhin prüft der Apotheker den Schlüssel übergibt das Arzneimittel an den Versicherten und löscht das Rezept auf der Karte oder dem Server.[23]

Der Versicherte kann das Rezept in einer Apotheke oder über den Versandhandel einlösen. Für das Verfahren mittels Versandhandel stehen derzeit verschiedene Konzepte zur Diskussion. Wenn der Versicherte selbst mit der notwendigen technischen Infrastruktur (Kartenleser, Internetzugang) ausgestattet ist, können die Daten direkt von Ihm an die Versandapotheke übermittelt werden. Alternativ wäre auch direkt im Rahmen der Verordnung beim Arzt ein Weiterleiten möglich. Über ein endgültiges Verfahren wurde sich noch nicht festgelegt.[24]

Grundsätzlich bleibt aber zu erwähnen, dass im Rahmen der hausärztlichen Versorgung viele Rezepte während eines Hausbesuches bei älteren Patienten oder Bewohner in Altenheimen ausgestellt werden. So werden die Rezepte in der Praxis blanko vorbereitet oder handschriftlich ausgefüllt. Die neuen transportablen Chipkartenleser für den mobilen Einsatz sind derzeit aber noch von einem flächendeckenden Einsatz weit entfernt.[25]

Auch bei Privatrezepten kommt es zu Problemen. In der Regel zahlt der Patient zunächst in der Apotheke und bekommt den Betrag auf dem Rezept quittiert. Inwiefern es der Versicherte bei seiner privaten Krankenversicherung einreicht, unterliegt dem Patienten selbst.

---

[23] Vgl. Klusen, N., Meusch, A., Gesundheitstelematik, 2002, S. 159 ff. und vgl. o.V., Einführung der Telematik Infrastruktur – Überblick der Lösungsarchitektur, S. 36 ff., 2004 (Internet) und vgl. o.V., Fragen und Antworten: elektronische Gesundheitskarte, 2005 (Internet).

[24] Vgl. Noelle, G., Warda, F., Telemedizin und eHealth in Deutschland, 2002, S. 123 und vgl. o.V., Fragen und Antworten: elektronische Gesundheitskarte, 2005 (Internet) und vgl. Jähn, K., Nagel, E., e-Health, 2004, S. 227.

[25] Vgl. Noelle, G., Warda, F., Telemedizin und eHealth in Deutschland, 2002, S. 121.

Eine einfache Lösung hier für das elektronische Rezept wäre die Ausstellung einer Quittung durch die Apotheke, die der Patient dann anstelle des Papierrezeptes zusammen mit seien übrigen Unterlagen einreicht. Jedoch würde für die Versicherung kein Vorteil durch das elektronische Verfahren entstehen.[26]

Für den Fall, dass die Verordnungsdaten zentral gespeichert werden und über einen Zugangsschlüssel verfügen, könnte der Zugangsschlüssel dem Patienten als Ausdruck mitgegeben werden. Dieser könnte dann bei Bedarf an die Versicherung weitergegeben werden, damit die Versicherung die entsprechenden Daten verwenden kann.[27]

Das Papierrezept wird mittelfristig nicht vollständig abzulösen sein und sollte auch als Möglichkeit erhalten bleiben.

### 2.2.3 Medizinische Funktionen

Ein Patient wird im Laufe seines Lebens mit vielen medizinischen Dokumenten und Ausweisen konfrontiert. So haben Versicherte neben der Krankenversicherungskarte Röntgenpässe, Medikamentenpläne, Impfausweise, Blutspenderausweise, Brillenpässe, Allergiepässe, Notfallausweise, Organspenderausweise und viele andere.[28]

Diese Dokumente haben unterschiedliche Bedeutungen. So ist der Röntgenpass in erster Linie nur für den Arzt relevant. Aber der Notfallausweis oder das Diabetikertagebuch können für den Patienten oder andere wichtig sein. Die Vielzahl von Dokumenten führt oft dazu, dass sie verloren oder verlegt werden und somit nicht verfügbar sind. Daher macht es Sinn, langfristig alle Dokumente auch elektronisch auf einer Karte abzubilden.[29]

---

[26] Vgl. o.V., Telematik im Gesundheitswesen, 2005, S. 41 ff.
[27] Vgl. o.V., Telematik im Gesundheitswesen, 2005, S. 41 ff. und vgl. Noelle, G., Warda, F., Telemedizin und eHealth in Deutschland, 2002, S. 122.
[28] Vgl. Noelle, G., Warda, F., Telemedizin und eHealth in Deutschland, 2002, S. 105 f.
[29] Vgl. Noelle, G., Warda, F., Telemedizin und eHealth in Deutschland, 2002, S. 107.

### 2.2.3.1 Arzneimitteldokumentation

In der Arzneimitteltherapie besteht stets das Risiko, dass die Wirkung der Arzneimittel in Verbindung mit anderen Medikamenten abgeschwächt, aufgehoben oder zu nicht kalkulierbaren Nebenwirkungen führt.[30]

In diesem Bereich setzt die elektronische Gesundheitskarte an. Durch die telematische Anwendungsmöglichkeit der Arzneimitteldokumentation in Verbindung mit einem Arzneimittel-Risikocheck sollen mögliche Nebenwirkungen verhindert bzw. aufgedeckt werden, um entsprechende Folgekosten zu verhindern.[31]

Bei der Arzneimitteldokumentation handelt es sich jedoch um eine freiwillige Anwendung. Für das Erheben, Verarbeiten und Nutzen der Daten bedarf es einer Einverständniserklärung des Versicherten.[32]

„Durch die Fülle unterschiedlicher Wirkstoffe und Präparate ist es für Ärztinnen und Ärzte immer schwieriger, den Anforderungen einer angemessenen und sicheren Arzneimitteltherapie gerecht zu werden."[33]

In vielen Fällen ist den behandelnden Ärzten nicht bekannt, welche Arzneimittel von Kollegen verordnet werden und ob die Patienten nicht verschreibungspflichtige Arzneimittel einnehmen.[34]

---

[30] Vgl. o.V., Telematik im Gesundheitswesen, 2005, S. 26 f. und vgl. o.V., Gesundheitskarte AKTUELL: Informationen zum Thema Arzneimitteldokumentation, 2005 (Internet).

[31] Vgl. Klusen, N., Meusch, A., Gesundheitstelematik, 2002, S. 168 und vgl. Jähn, K., Nagel, E., e-Health, 2004, S. 5.

[32] Vgl. Noelle, G., Warda, F., Telemedizin und eHealth in Deutschland, 2002, S. 112 f. und vgl. o.V., Einführung der Telematik Infrastruktur – Überblick der Lösungsarchitektur, S. 49, 2004 (Internet).

[33] o.V., Gesundheitskarte AKTUELL: Informationen zum Thema Arzneimitteldokumentation, 2005 (Internet).

[34] Vgl. o.V., Gesundheitskarte AKTUELL: Informationen zum Thema Arzneimitteldokumentation, 2005 (Internet) und vgl. o.V., Hintergrundinformationen zur Einführung der elektronischen Gesundheitskarte in Deutschland, 2005 (Internet).

Seit den letzten Arzneimittelskandalen wird die Arzneimitteldokumentation als eine weitere wichtige Anwendungskomponente angesehen. Die Dokumentation ist Voraussetzung für einen effizienten Arzneimittel-Risikocheck. Um eine ausreichende Funktion gewährleisten zu können, muss eine lückenlose Arzneimitteldokumentation erfolgen. Das bedeutet, dass

- alle Verordnungen,
- alle OTC-Präparate,
- deren Pharmazentralnummer (PZN),
- Wirkstoffe,
- der jeweilige Verordner,
- die jeweilige individuelle Dosiervorschrift sowie
- Einnahmezeitraum und
- ggf. der Vermerk einer Dauermedikation

archiviert werden müssen.[35]

Mit dem vorhandenen Datenmaterial können nun automatisiert Interaktionen, Doppelverordnungen, Über- und Unterdosierungen erkannt werden. Um Kontraindikationen und Unverträglichkeiten überprüfen zu können, ist es erforderlich, dass Informationen über Geschlecht, Alter, Schwangerschaft, Allergien und Diagnosen, insbesondere Dauerdiagnosen, automatisch berücksichtigt werden. Die Erfassung der medizinischen Daten müsste im Rahmen eines Arztbesuches erfolgen. Die Erfassung der ausgegebenen Medikamente würde durch die Apotheke stattfinden. Dabei sollten aber auch alle nicht verschreibungspflichtigen Arzneimittel sinnvollerweise erfasst werden.[36]

[35] Vgl. Noelle, G., Warda, F., Telemedizin und eHealth in Deutschland, 2002, S. 112 f.
[36] Vgl. Noelle, G., Warda, F., Telemedizin und eHealth in Deutschland, 2002, S. 114 und vgl. o.V., Einführung der Telematik Infrastruktur – Überblick der Lösungsarchitektur, S. 49, 2004 (Internet).

Neben der Dokumentation ist für einen individuellen Risikocheck eine entsprechende Arzneimitteldatenbank notwendig. Diese muss für die Arztpraxis, das Krankenhaus und die Apotheke gleichermaßen ansprechbar und online verfügbar sein. Diese Medikamentendatenbank sollte alle bisherigen und aktuellen Medikationen, aber auch Aspekte wie Diagnosen, Schwangerschaft, Alter und Geschlecht berücksichtigen. Die Meldungen sollten nach Häufigkeit eines eventuellen Risikos wie auch nach Schweregrad qualifiziert dargeboten werden.[37]

Im Rahmen einer Telematikplattform stellt eine komplexe, zentrale und aktuelle Medikamentendatenbank eine wesentliche Basiskomponente dar. Durch die Arzneimitteldokumentation wird ein Arzneimittelstatus des Patienten erstellt, welcher zu einer Vermeidung von Fehlbehandlungen mit Medikamenten und zu mehr Sicherheit bei der Arzneimitteltheraphie führt. Dadurch kann die Qualität und die Effizienz der medizinischen Versorgung erhöht werden.[38]

#### 2.2.3.2 Notfalldaten

Innerhalb von 10 bis 15 Minuten ist ein Arzt im deutschen Rettungswesen zur Stelle. „Ob bei Verkehrs- oder Arbeitsunfällen, Haus-, Sport- oder Freizeitunfällen, bei Herzinfarkten oder Schlaganfällen“[39] leisten die Ärzte unmittelbar notwendige medizinische Versorgung. Im Notfall kommt es darauf an, dass der Arzt die richtige Diagnose stellt und umgehend die geeignete Therapie einleitet.

---

[37] Vgl. o.V., Hintergrundinformationen zur Einführung der elektronischen Gesundheitskarte in Deutschland, 2005 (Internet) und vgl. Noelle, G., Warda, F., Telemedizin und eHealth in Deutschland, 2002, S. 116.

[38] Vgl. o.V., Telematik im Gesundheitswesen, 2005, S. 27 und vgl. o.V., Gesundheitskarte AKTUELL: Informationen zum Thema Arzneimitteldokumentation, 2005 (Internet).

[39] o.V., Gesundheitskarte AKTUELL: Informationen zum Thema Notfalldaten, 2005 (Internet).

Denn oft sind die Einsätze lebensrettend und der Notarzt kennt den Patienten nicht. Somit weiß der Notarzt nicht, ob der Patient an einer chronischen Erkrankung leidet, ein Arzneimittel nicht verträgt oder Allergien vorliegen.[40]

In diesem Bereich soll die Gesundheitskarte ansetzen und weiterhelfen. Der Notarzt und das zugriffsberechtigte Personal im Krankenhaus und beim Rettungsdienst sollen zielgerichtete Informationen erhalten und somit schneller und besser handeln können. Derzeit ist bereits ein europäischer Notfallausweis in Papierform erhältlich. Auf diesen Ausweis soll der Notfalldatensatz basierten und soll in die Kategorien

- Diagnosen,
- Arzneimittelunverträglichkeit,
- Informationen zu operativen Eingriffen und therapeutischen Maßnahmen,
- Informationen über Schutzimpfungen und
- Informationen über Medikationen

strukturiert sein. Zusätzlich plant die Bundesregierung, dass noch Informationen über wichtige Kontaktdaten, Patientenverfügungen und Erklärungen zur Organspende gespeichert werden.[41]

Der Arzt wird die medizinischen Einträge vornehmen und die Versicherten können alle gespeicherten Daten einsehen und Ausdrucke erhalten. Aber welche Daten auf der Gesundheitskarte gespeichert werden, liegt allein in der Entscheidung der Versicherten.

[40] Vgl. o.V., Gesundheitskarte AKTUELL: Informationen zum Thema Notfalldaten, 2005 (Internet) und vgl. o.V., Hintergrundinformationen zur Einführung der elektronischen Gesundheitskarte in Deutschland, 2005 (Internet) und vgl. o.V., Einführung der Telematik Infrastruktur – Überblick der Lösungsarchitektur, S. 49, 2004 (Internet).

[41] Vgl. o.V., Gesundheitskarte AKTUELL: Informationen zum Thema Notfalldaten, 2005 (Internet) und vgl. o.V., Hintergrundinformationen zur Einführung der elektronischen Gesundheitskarte in Deutschland, 2005 (Internet).

Die Entscheidung zur Speicherung der Daten kann rückgängig gemacht werden und die Daten können auf Verlangen ganz oder teilweise gelöscht werden. Für den Zugriff auf diese Daten sollen neben dem Heilberufsausweis des Arztes, die Gesundheitskarte und die Eingabe einer persönlichen Identifikationsnummer erforderlich sein. Für den Notfall reicht der spezielle Heilberufsausweis des Notarztes oder des Krankenhauspersonales.[42, 43]

### 2.2.3.3 Elektronischer Arztbrief

Der Arztbrief mit ca. 80 Mio. Briefen jährlich stellt den zweithäufigsten Geschäftsprozess dar. Er ist somit die zentrale Form der ärztlichen Kommunikation. Daher ist der elektronische Arztbrief zusammen mit der Überweisung an Fachärzte und der Einweisung ins Krankenhaus neben dem elektronischen Rezept eine weitere Kernanwendung einer Telematikinfrastruktur.[44]

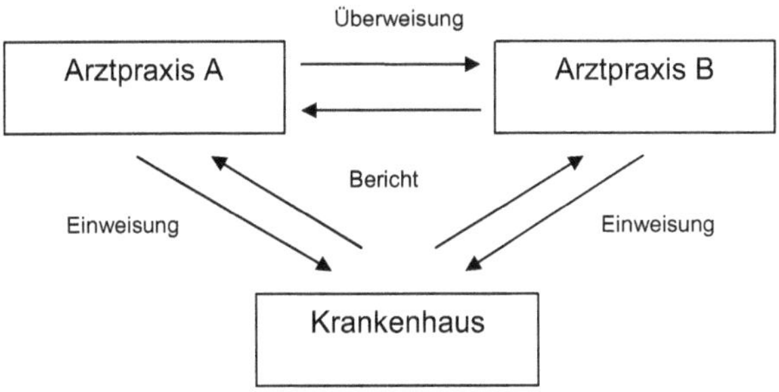


**Abbildung 4 Kommunikationsbeziehungen zwischen Ärzten und Krankenhäusern**

Quelle: Noelle, G., Warda, F., Telemedizin und eHealth in Deutschland, 2002, S. 129.

[42] Ebd.
[43] Vgl. o.V., Einführung der Telematik Infrastruktur – Überblick der Lösungsarchitektur, S. 50, 2004 (Internet).
[44] Vgl. Lehmann, T., Meyer zu Bexten, E., Handbuch der Medizinischen Informatik, 2002, S. 580 und vgl. Noelle, G., Warda, F., Telemedizin und eHealth in Deutschland, 2002, S. 129.

Arztbriefe umfassen neben dem klassischen Arztbrief mit Epikrise, aktueller Diagnose und Behandlungsempfehlungen auch Befunde, Laborwertmitteilungen, Überweisungen, Einweisungen, Gutachten oder multimediale Inhalte, wie Bilder, Video- und Audiosequenzen. Die konventionellen Arztbriefe übermitteln Informationen mit vorwiegend Papier als Übertragungsmedium. Dieses Medium ist für die Übermittlung eines Arztbriefes nur eingeschränkt geeignet. Denn multimediale Inhalte können nicht vollständig kommuniziert werden, der Transport ist zu langsam und die Informationen können aufgrund des Medienbruches nur eingeschränkt und umständlich in Praxis- und Klinikinformationssysteme eingepflegt werden.[45]

Daher soll mit der Einführung eines elektronischen Arztbriefes insbesondere eine

- schnellere und preiswertere Übermittlung von Informationen,
- bessere Verfügbarkeit und Lesbarkeit von Informationen,
- vollständigere und komplexere Informationen und
- weiterverarbeitbare Informationen erreicht werden.[46]

Elektronische Arztbriefe sollten als Dokumente speicherbar, lesbar, druckbar sein und beim Empfänger die gezielte Übernahme von Diagnosen, Medikamenten oder Laborwerten in elektronische Datenbanken ermöglichen. Bei einer Vielzahl von unterschiedlichen Arztbriefformaten besteht darin das Problem. Denn es muss sich auf einen Mindeststandard verständigt werden. Nicht nur die schnelle Kommunikation der Formulardaten ist von Relevanz, sondern die medizinischen Zusatzinformationen.

---

[45] Vgl. o.V., Telematik im Gesundheitswesen, 2005, S. 94 und vgl. Lehmann, T., Meyer zu Bexten, E., Handbuch der Medizinischen Informatik, 2002, S. 580.
[46] Vgl. Noelle, G., Warda, F., Telemedizin und eHealth in Deutschland, 2002, S. 130.

Diese Zusatzinformationen sollen helfen, ggf. Doppeluntersuchungen zu vermeiden und den Patienten gesundheitlich und die Krankenkassen finanziell zu entlasten.[47]

### 2.2.3.4 Elektronische Patientenakte

In den letzten Jahren war eine zunehmende Betonung auf einer aktiven Patientenrolle feststellbar. Somit soll der mündige Patient die Rolle eines Koproduzenten der eigenen Gesundheit übernehmen. Die Patientenakte stellt eine Sammlung von Informationen dar, die die Gesundheit eines Patienten betreffen. Die elektronische Patientenakte (EHCR) ist eine Patientenakte in computerlesbarer Form.[48] Das Medical Records Institute in Newton, USA unterscheidet nach fünf Stufen einer EHCR:

1. Automated Medical Record
2. Computerized Medical Record
3. Electronic Medical Record
4. Electronic Patient Record
5. Electronic Health Record.[49]

Bei der Variante 1 handelt es sich um eine papierbasierte Patientenakte, bei welcher ein Großteil der Patienteninformationen schon mit dem Computer erzeugt und als Drucke in die Akte gefügt wurden. Die Computerized Medical Record basiert auf der Papierakte. Durch das Einscannen der Dokumente sind alle Informationen elektronisch verfügbar. Bei der elektronischen Krankenakte (Variante 3) handelt es sich um eine durch Computerverarbeitung optimierte Akte gleichen Umfangs wie die ersten beiden Stufen. Der Vorteil zeichnet sich durch ein Dokumentationssystem aus.

---

[47] Vgl. Noelle, G., Warda, F., Telemedizin und eHealth in Deutschland, 2002, S. 131 ff.
[48] Vgl. Jähn, K., Nagel, E., e-Health, 2004, S. 16 f.
[49] Vgl. Lehmann, T., Meyer zu Bexten, E., Handbuch der Medizinischen Informatik, 2002, S. 579 und vgl. Noelle, G., Warda, F., Telemedizin und eHealth in Deutschland, 2002, S. 164 f.

Bei allen drei Varianten handelt es sich aber nur um die Dokumentation eines Leistungserbringers. Eine Verknüpfung mit anderen Leistungserbringern ist dabei nicht möglich bzw. vorgesehen. Die elektronische Patientenakte (Variante 4) ist eine patientenzentrierte Akte mit Informationen der verschiedenen Versorgungseinrichtungen. Bei der elektronischen Gesundheitsakte (Variante 5) werden nicht nur die vertraglichen Versorgungseinrichtungen berücksichtigt, sondern es werden auch Informationen zu nicht-schulmedizinischen Behandlungen, Lebensgewohnheiten usw. erfasst. Dadurch wird der Patient als aktiver Teilnehmer integriert.[50]

Die Patientenakte gestaltet sich somit zur Gesundheitsakte, da der mündige Bürger eine entscheidende Rolle bei der elektronischen Kommunikation und Integration seiner Gesundheitsdaten einnimmt.[51]

Der erste wichtige Bestandteil einer Gesundheitskarte stellt die freiwillige Arzneimitteldokumentation dar. Die klinischen Basisdaten, Notfalldaten und der elektronische Arztbrief sollen mit der Arzneimitteldokumentation in der ersten Anwendungsphase die freiwilligen Möglichkeiten einer elektronischen Patientenakte darstellen. Die vollständige elektronische Patientenakte stellt die letzte Ausbaustufe der Anwendungen der Gesundheitskarte dar. Neben den bisherigen Befund- und Arzneimitteldaten sollen dann weitere Daten wie digitale Röntgenbilder, EKG-Befunde, aber auch Informationen zu Prävention und aktiver Gesundheitsvorsorge gespeichert werden können.[52]

[50] Vgl. Jähn, K., Nagel, E., e-Health, 2004, S. 17 f.
[51] Vgl. Noelle, G., Warda, F., Telemedizin und eHealth in Deutschland, 2002, S. 166.
[52] Vgl. o.V., Gesundheitskarte AKTUELL: Informationen zum Thema Elektronische Patientenakte (EPA), 2005 (Internet) und Vgl. Jähn, K., Nagel, E., e-Health, 2004, S. 16 ff.

Je besser der behandelnde Arzt über Diagnosen und Therapien informiert ist, umso genauer kann er die medizinische Behandlung abstimmen. Innerhalb der Integrierten Versorgung übernimmt die elektronische Patientenakte eine Schlüsselrolle. Die elektronische Patientenakte wird in Zukunft die vernetzte Versorgung und Kooperation zwischen Krankenhäusern, Rehabilitationseinrichtungen sowie Fach- und Hausärzten vereinfachen.[53]

Bei allen Dokumentationsvorgängen hat der Patient volle Entscheidungs- und Verfügungsfreiheit. Dies bedeutet, dass der Patient entscheidet, welche Dokumente, Diagnosen und Therapien aufgenommen und zugänglich gemacht werden. Die Patientenakte stärkt somit die Eigenverantwortung der Patienten, fördert die Zusammenarbeit der beteiligten Leistungserbringer und sorgt für eine bessere Verfügbarkeit der Patienteninformationen.[54]

# 3 Rahmenbedingungen

## 3.1 Gesundheitsmodernisierungsgesetz

Das Gesetz zur Modernisierung der gesetzlichen Krankenversicherung[55], welches am 19.November 2003 im Bundesgesetzblatt veröffentlicht wurde und zum 1. Januar 2004 in Kraft getreten ist, bildet die rechtliche Grundlage für die elektronische Gesundheitskarte. Mit der Erweiterung des § 291 Abs. 2a SGB V müssen die Krankenkassen bis spätestens zum 1. Januar 2006 gewährleisten, dass die bestehende Krankenversicherungskarte zur elektronischen Gesundheitskarte erweitert wird.

---

[53] Vgl. o.V., Gesundheitskarte AKTUELL: Informationen zum Thema Elektronische Patientenakte (EPA), 2005 (Internet).
[54] Vgl. Jähn, K., Nagel, E., e-Health, 2004, S. 21 und vgl. o.V., Gesundheitskarte AKTUELL: Informationen zum Thema Elektronische Patientenakte (EPA), 2005 (Internet).
[55] GKV-Modernisierungsgesetz-GMG, BGBl. I, 2003, S.2190.

Die neue Gesundheitskarte muss, wie bereits im Kapitel 2 erwähnt, als Pflichtangaben die Versichertendaten, das elektronische Rezept sowie einen Berechtigungsausweis für Behandlungen im Ausland enthalten (vgl. § 291 Abs. 2 SGB V i.V.m. § 291a Abs. 2 SGB V). Auch wesentliche freiwillige medizinische Möglichkeiten, wie Arztbrief, Patientenakte werden in § 291a Abs. 3 SGB V festgeschrieben.

Um eine größtmögliche Sicherheit beim Umgang mit sensiblen Daten für den Bürger zu gewährleisten, wurden durch das GKV-Modernisierungsgesetz präzise Vorgaben hinsichtlich der Zugriffsrechte gemacht (vgl. § 291a Abs. 4 SGB V). Das Erheben, Verarbeiten, Nutzen und Speichern personenbezogener Daten darf nur mit der Einwilligung des Patienten erfolgen (vgl. § 291a Abs. 3 SGB V). Das GKV-Modernisierungsgesetz hat den § 307 SGB V um Bußgeldvorschriften erweitert und neue Straftatbestände im Zusammenhang mit der elektronischen Gesundheitskarte durch § 307a SGB V geschaffen. Der Verstoß gegen Datenschutzregeln der Gesundheitskarte hat strafrechtliche Konsequenzen und kann mit Freiheits- oder Geldstrafe belangt werden.

Die Krankenkassen wurden durch das GKV-Modernisierungsgesetz verpflichtet, die Versicherten unentgeltlich über die Funktionsweise der Gesundheitskarte, die bei Verlust oder Zerstörung zu treffenden Maßnahmen sowie über Identität und Anschrift zu unterrichten (vgl. § 291a SGB V i.V.m § 6c BDSG[56]).

---

[56] BDSG, BGBl. I S. 2954, i.d.F. der Bekanntmachung vom 14.1.2003, BGBl. I S. 66.

## 3.2 Ärztliche Schweige- und Dokumentationspflicht

„Seit langem machen Ärzte Aufzeichnungen über Anamnese, Diagnose und Verlauf der Behandlung.“[57] Ärztliche Dokumentationen dienen auf der einen Seite zur persönlichen Gedächtnisstütze des Arztes über den Behandlungsverlauf und gleichzeitig zur vereinfachten Übermittlung von Daten an Dritte.[58]

Die Niederlegung der Krankendaten des Patienten ist mittlerweile, nach anfänglichem Zögern, allgemeine Meinung und ergibt sich als Nebenpflicht des Behandlungsvertrages sowie aus dem Vertrauensverhältnis zwischen Arzt und Patient. Die Musterberufsordnung von 1997 verlangt gemäß § 10 Abs. 1 MBO-Ä[59], dass die Ärzte über die bei der Ausübung Ihres Berufes gemachten Feststellungen, Aufzeichnungen zu führen haben. Somit ist die Dokumentationspflicht eine standesrechtliche Berufsverpflichtung der Ärzte.[60]

Die Dokumentation der ärztlichen Behandlung soll eine sachgerechte Behandlung und insbesondere eine Weiterbehandlung ermöglichen. Nach § 10 Abs. 3 MBO sind ärztliche Aufzeichnungen, für die Dauer von 10 Jahren nach Abschluss der Behandlung aufzubewahren.

---

57 Deutsch, E., Spickhoff, A., Medizinrecht, 2003, S. 300.

58 Vgl. Bake, Ch., Blobel, B., Münch, P., Datenschutz und Datensicherheit im Gesundheits- und Sozialwesen, 2004, S. 23 und vgl. Deutsch, E., Spickhoff, A. Medizinrecht, 2003, S. 300.

59 MBO, DÄBl. 1997, S. A-2354 in der Fassung der Beschlüsse des 100. Deutschen Ärztetages 1997 in Eisenach geändert durch die Beschlüsse des 107. Deutschen Ärztetages 2004 in Bremen DÄBl. Ausgabe 28-29 vom 12.07.2004, S. A-2038.

60 Vgl. Schütze, B., Sicherer elektronischer Austausch von Patientendaten in der Medizin, 2004, S. 14.

Da sich für die Ansprüche aus einem Behandlungsvertrag zwischen dem Arzt und dem Patienten die Verjährungsfrist nach § 195 BGB[61] richtet, gilt eine Verjährungsfrist von 30 Jahren. Eine Vorzeitige Aktenvernichtung würde nicht nur das Recht auf Akteneinsicht durch den Patienten verletzen, sondern auch bei einem möglichen Haftungsprozess Beweisnachteile bedeuten.[62]
Die personenbezogenen Daten dürfen nur für vertragliche Aufgaben verwendet. Jede Zweckänderung bedarf einer gesetzlichen Grundlage oder der Einwilligung des Patienten.[63]

„Die Wahrung des Berufsgeheimnisses ist ein uraltes Anliegen der Ärzte."[64] Der historische Ursprung der ärztlichen Schweigepflicht findet sich bereits im Eid des Hippokrates. Die ärztliche Schweigepflicht bildet somit die Grundlage für das Vertrauens-verhältnis zwischen Patient und Arzt[65]. Ausführlich ist die berufliche Schweigepflicht im § 203 StGB[66] geregelt.
Unter die Schweigepflicht fallen alle Daten, die sich auf den Patienten beziehen oder auf ihn zurückführen können. Man muss somit berücksichtigen, dass manche Empfänger aufgrund zusätzlicher Kenntnisse in der Lage sind, eine Beziehung zum Patienten herzustellen. Eine Übermittlung von Patientendaten und daher eine Entbindung von der Schweigepflicht darf nur bei einem entsprechend gesetzlich geregelten Rechtfertigungsgrund oder auf der Grundlage der Entbindung von der Schweigepflicht durch den Patienten erfolgen.

---

[61] BGB, RGBl 1896, S. 195, neugefasst durch Bek. v. 2. 1.2002 BGBl. I S. 42, zuletzt geändert durch Zweites Gesetz zur Neuregelung des Energiewirtschaftsrechts vom 7.7.2005, BGBl. I S. 1970.
[62] Vgl. Deutsch, E., Spickhoff, A. Medizinrecht, 2003, S. 303 und vgl. Ries, H., Schnieder, K., Althaus, J. u.a., Arztrecht, 2004, S. 11.
[63] Vgl. Bake, Ch., Blobel, B., Münch, P., Datenschutz und Datensicherheit im Gesundheits- und Sozialwesen, 2004, S. 24 und vgl. Deutsch, E., Spickhoff, A. Medizinrecht, 2003, S. 304.
[64] Deutsch, E., Spickhoff, A. Medizinrecht, 2003, S. 311.
[65] Vgl. Bake, Ch., Blobel, B., Münch, P., Datenschutz und Datensicherheit im Gesundheits- und Sozialwesen, 2004, S. 20 und vgl. Deutsch, E., Spickhoff, A. Medizinrecht, 2003, S. 311 f.
[66] StGB, RGBl 1871, S. 127, neugefasst durch Bek. v. 13.11.1998 BGBl. I S. 3322, zuletzt geändert durch Neununddreißigstes Strafrechtsänderungsgesetz — §§ 303, 304 StGB – vom 1.9.2005, BGBl. I S. 2674.

Die Anwendung der Telemedizin begründet kein öffentliches Interesse, welches eine Offenbarung der Patientendaten rechtfertigen würde. Somit darf im Rahmen der Telemedizin und daher auch bei der Gesundheitskarte eine Weiterverarbeitung der Daten nur unter Zustimmung der Patienten erfolgen.[67]

## 3.3 Datenschutz und Datensicherheit

Wie bereits erläutert, wird die Gesundheitskarte einen administrativen Bereich sowie einen zweiten freiwilligen Teil enthalten. Da dieser freiwillige Teil viele persönliche Daten, z. B. Diagnosen, enthalten wird, gelten für diesen Bereich strenge Anforderungen an den Datenschutz. Deshalb sollen verschiedene Sicherungen eingebaut werden.
Grundsätzlich entscheidet der Versicherte selbst, ob und welche Daten gespeichert werden sollen. Dies bedeutet auch, dass einmal gespeicherte Daten vom Versicherten eingesehen und auch wieder gelöscht werden können.[68]

Für die Gesundheitskarte bestehen verschiedene Bedrohungen, welche schädliche Aktivitäten auslösen können:

- Angreifer,
- Benutzer,
- administratives Personal und
- Hardware / Software.[69]

Der Angreifer stellt eine Person dar, welche unerlaubten Zugriff auf die Daten erzielen will. Der Benutzer ist eine autorisierte Person, die durch Fehlverhalten, Unachtsamkeit oder vorsätzliches Handeln Schäden

[67] Vgl. Schütze, B., Sicherer elektronischer Austausch von Patientendaten in der Medizin, 2004, S. 16 ff und vgl. Ries, H., Schnieder, K., Althaus, J. u.a., Arztrecht, 2004, S. 11 ff.
[68] Vgl. o.V., Gesundheitskarte AKTUELL: Informationen zum Thema Datensicherheit, 2005 (Internet).
[69] Vgl. o.V., Erarbeitung einer Strategie zur Einführung der Gesundheitskarte Sicherheitsanforderungen, 2004 (Internet).

verursachen kann. Schäden durch Installationsfehler oder Betriebsfehler können durch administratives Personal hervorgerufen werden. Dabei handelt es sich um Personen, die erweiterte Funktionen wahrnehmen und durch Fehlverhalten, Unachtsamkeit oder vorsätzliches Handeln Schäden verursachen können.[70]

Um solche Bedrohungen größtmöglich ausschließen zu können, werden allgemeine Schutzziele, wie

- Verfügbarkeit,
- Integrität,
- Vertraulichkeit und
- Verbindlichkeit

betrachtet.

### 3.3.1 Verschlüsselung

Die Verschlüsselung dient der vertraulichen Übermittlung und Speicherung von Nachrichten. Das Dokument wird bei der Verschlüsselung in eine scheinbar sinnlose Zeichenfolge umgewandelt und mit einem Parameter verschlüsselt. Dabei unterscheidet man zwei wesentliche Verfahren: die symmetrische und die asymmetrische Verschlüsselung.[71]

Das symmetrische Verfahren ist dadurch gekennzeichnet, dass nur ein Schlüssel verwendet wird. Das Hauptproblem besteht darin, dass der Sender und der Empfänger Kenntnis über den Schlüssel haben müssen. Wenn ein Dritter in Besitz dieses Schlüssels kommt, kann dieser alle verschlüsselten Nachrichten lesen.[72]

---

[70] Vgl. o.V., Erarbeitung einer Strategie zur Einführung der Gesundheitskarte Sicherheitsanforderungen, 2004 (Internet) und vgl. o.V., Gesundheitskarte AKTUELL: Informationen zum Thema Datensicherheit, 2005 (Internet).

[71] Vgl. Schütze, B., Sicherer elektronischer Austausch von Patientendaten in der Medizin, 2004, S. 52 und vgl. Berger Kurzen, B., E-Health und Datenschutz, 2004, S. 166.

[72] Vgl. Berger Kurzen, B., E-Health und Datenschutz, 2004, S. 166.

Beim asymmetrischen Verfahren stellt sich das Problem des Schlüsselaustausches nicht. Denn die Kommunikationspartner arbeiten mit unterschiedlichen Schlüsseln der Ver- und Entschlüsselung. Die vertrauliche Nachricht wird vom Absender mit dem öffentlichen Schlüssel des Empfängers verschlüsselt. Nur der Empfänger kennt seinen passenden privaten Schlüssel und kann die Botschaft lesen.[73]

Das so genannte Hybridverfahren stellt eine Kombination aus symmetrischen und asymmetrischen Verfahren dar. Dabei wird die Nachricht zuerst mit einem beliebigen Schlüssel symmetrisch verschlüsselt. Der verwendete Schlüssel wird mit dem öffentlichen Schlüssel des Empfängers mit Hilfe des asymmetrischen Verfahrens chiffriert und mit der Nachricht an den Empfänger gesandt. Der Empfänger kann mit Hilfe seines privaten Schlüssels den asymmetrisch-chiffrierten Schlüssel entschlüsseln und mit dem gewonnenen Schlüssel die Nachricht lesen.[74]

Die Verschlüsselung ist bei allen Datenübertragungen und Speicherungen im Bereich der Telematik im Gesundheitswesen und eHealth nützlich. Dadurch wird grundsätzlich ein höherer Schutz an Vertraulichkeit und Integrität erreicht. Mit der Verschlüsselung kann eine unberechtigte Einsichtnahme und Bearbeitung der Daten verhindert werden.[75]

Ein weiteres Sicherheitselement bei der Gesundheitskarte soll eine digitale Signatur sein, mit welcher die Richtigkeit bzw. Integrität der Daten und die Zugriffsberechtigung bzw. Authentizität des Senders geprüft werden kann. Das Verfahren der digitalen Signatur basiert auf der asymmetrischen Verschlüsselung.

---

[73] Vgl. Schütze, B., Sicherer elektronischer Austausch von Patientendaten in der Medizin, 2004, S. 53.
[74] Vgl. Berger Kurzen, B., E-Health und Datenschutz, 2004, S. 168.
[75] Vgl. Berger Kurzen, B., E-Health und Datenschutz, 2004, S. 172.

Der Absender komprimiert zuerst das Dokument und bildet einen Hash-Wert[76]. Dieser Wert wird genauso wie das Originaldokument mit dem privaten Schlüssel des Absenders verschlüsselt und an dem Empfänger gesandt. Dieser kann mit Hilfe des öffentlichen Schlüssels des Absenders den Hash-Wert sowie das Dokument entschlüsseln. Herrscht Identität zwischen dem entschlüsselten und dem gebildeten Hash-Wert ist von der Authentizität des Absenders auszugehen, da einzig der Absender die Nachricht mit seinem privaten Schlüssel chiffrieren konnte. Eine nachträgliche Veränderung eines Dokumentes würde zu einem veränderten Hash-Wert führen. Daher kann auch abgeleitet werden, inwiefern der Text geändert wurde.[77]

Sowohl beim Anbieten von Dienstleistungen über das Internet oder Kommunikation über das Inter- bzw. Intranet ist eine digitale Signatur zur Überprüfung der Authentizität des Absenders sinnvoll. Durch die digitale Signatur werden Daten nicht vor der Veränderung geschützt. Man kann nur eine Manipulation der Daten erkennen. Um die Daten vor Zugriffen zu schützen und somit Vertraulichkeit und Integrität der Daten zu erreichen, müssen diese zusätzlich verschlüsselt werden.

### 3.3.2 Heilberufsausweis

Die wichtige Rolle der digitalen Signatur und Verschlüsselung soll im Rahmen der elektronischen Gesundheitskarte der Heilberufsausweis übernehmen.[78]

Der bisherige Arztausweis soll durch den elektronischen Heilberufsausweis abgelöst werden.

---

[76] Ein Hash ist ein nach mathematischen Verfahren gebildeter, eindeutiger Prüfwert zu einem Datenobjekt.

[77] Vgl. Bake, Ch., Blobel, B., Münch, P., Datenschutz und Datensicherheit im Gesundheits- und Sozialwesen, 2004, S. 160 f. und vgl. Berger Kurzen, B., E-Health und Datenschutz, 2004, S. 172 f.

[78] Vgl. Noelle, G., Warda, F., Telemedizin und eHealth in Deutschland, 2002, S. 91.

Der Heilberufsausweis wird für Ärzte und andere Heilberufe neben einer Ausweisfunktion auch als elektronische Identifikations-, Unterschrifts- und Zugriffskarte verwendet werden.[79]
Der Heilberufsausweis wird Scheckkartengröße haben und durch die Ärztekammer, Kassenärztlichen Vereinigungen, Zahnärztekammer sowie durch eine von der Apothekerschaft benannte verantwortliche Stelle ausgegeben. Durch die verschiedenen Funktionen des Heilberufsausweises kann dieser für verschiedene Anwendungen, z.B.

- optische Ausweisfunktion von Karteninhabern,
- elektronische Identifikation von Karteninhabern,
- elektronische Signatur,
- Anmeldung an computer-gestützten Systemen mit PIN-Eingabe,
- Dokumentationsverschlüsselung mit PIN-Eingabe und
- direkte Authentifizierung und Kommunikation zwischen Karten

verwendet werden.[80]

Durch zwei persönliche Identifikationsnummern (PIN) wird die Zugangssicherung des Heilberufsausweises gewährleistet. Somit beruht die Sicherheitsarchitektur auf Funktionen zur Anwendung und Verwaltung von Schlüssel sowie auf PIN-Eingaben zur Zugangssicherung. Die Daten und Anwendungen können durch die PIN-Eingabe vor ungewolltem Zugriff geschützt werden. Die PIN's werden einmal zur Aktivierung der Signatur und zum anderen für alle weiteren Sicherheitsfunktionen verwendet.

Wollen Ärzte, Apotheker oder andere zugriffsberechtigte Personen von Heilberufen mit den medizinischen Daten arbeiten, dann müssen sie vom Patienten autorisiert werden.

---

[79] Vgl. Noelle, G., Warda, F., Telemedizin und eHealth in Deutschland, 2002, S. 93.
[80] Vgl. o.V., Einführung der Telematik Infrastruktur – Überblick der Lösungsarchitektur, S. 84 f., 2004 (Internet).

Der Zugriff auf die Daten basiert auf zwei Sicherheitselementen.[81] Den Angehörigen eines Heilberufes ist es grundsätzlich erlaubt, mit dem Heilberufsausweis auf die Daten zurückzugreifen. Dafür sind jedoch die elektronische Gesundheitskarte und die Eingabe eines PIN vom Versicherten notwendig. Die Verwendung der Gesundheitskarte und des PIN autorisiert den Arzt oder Apotheker auf die gespeicherten Daten zurückzugreifen oder neue Daten zu speichern.[82] Mindestens die letzten 50 Zugriffe auf die Patientendaten müssen für den Patienten in einer nachvollziehbaren Weise auf der Gesundheitskarte protokolliert werden. Die Nutzung der Notfalldaten durch einen legitimierten Arzt sowie die administrativen Funktionen einschließlich des elektronischen Rezeptes funktionieren auch ohne eine PIN-Eingabe des Versicherten.[83]

Die Gesundheitskarte bietet eine gute und praktikable Lösung für unterschiedliche Anforderungen in der Praxis. Durch die Kombination von Gesundheitskarte und Heilberufsausweis wird ein Höchstmaß an Datenschutz und Datensicherheit bei sachgerechtem Umgang erreicht.

# 4 Finanzierung

Ab 2006 soll die Gesundheitskarte im Rahmen einer Telematikplattform eine Möglichkeit darstellen, durch welche fast alle Ärzte miteinander kommunizieren können. Wie bereits in den vorherigen Abschnitten erwähnt, wird bei der Einführung der elektronischen Gesundheitskarte neben den administrativen Funktionen auch das elektronische Rezept als erster Kommunikationsteil enthalten sein. Diese telematische Plattform verspricht daher dauerhafte Einsparungen im

[81] Vgl. o.V., Die rechtlichen Fundamente der elektronischen Gesundheitskarte, 2005 (Internet).
[82] Vgl. o.V., Gesundheitskarte AKTUELL: Informationen zum Thema Datensicherheit, 2005 (Internet) und vgl. o.V., Hintergrundinformationen zur Einführung der elektronischen Gesundheitskarte in Deutschland, 2005 (Internet).
[83] Vgl. o.V., Die rechtlichen Fundamente der elektronischen Gesundheitskarte, 2005 (Internet).

Gesundheitswesen bei jedoch gleichzeitig hohen Kosten für Aufbau und Betrieb.

Um diese Plattform aufzubauen, müssen

- rund 80 Mio. Versicherte,
- ca. 124000 Arztpraxen,
- etwa 22000 Apotheken,
- ca. 2200 Krankenhäuser sowie
- mehr als 300 gesetzliche und private Krankenversicherungen

miteinander vernetzt werden.[84]

## 4.1 Kosten

Mit der Einführung der elektronischen Gesundheitskarte sind enorme Investitionen notwendig. Für den Aufbau der Telematikplattform kalkuliert das Bundesministerium mit Kosten zwischen 0,7 Mrd. € und 1,4 Mrd. € sowie mit jährlichen Betriebskosten von bis zu 150 Mio. €.[85]

Im Durchschnitt sollen die Kosten für die Arztpraxen sich zwischen 2000 € und 3000 € belaufen. Unter der Betrachtung, dass bis zu 45000 Vertragsarztpraxen eine komplett neue EDV benötigen, welche rund 10000 € kostet und es zusätzlich in Deutschland noch ca. 28000 Arztpraxen gibt, welche praktisch ohne EDV arbeiten, ist es sehr schwierig die Kosten einzuschätzen. Laut Aussage der Financial Times Deutschland betragen die Kosten für die Einführung der Gesundheitskarte bis zu 3,4 Mrd. €, was mehr als doppelt so hoch, wie vom Bundesgesundheitsministerium angegeben, wäre.[86]

---

[84] Vgl. oV., Klartext – Die Finanzierung der Karte steht, 2004 (Internet) und vgl. o.V., Bit für Bit zur Telematikinfrastruktur, 2005 (Internet).

[85] Vgl. o.V., Hintergrundinformationen zur Einführung der elektronischen Gesundheitskarte in Deutschland, 2005 (Internet) und vgl. o.V., Gesundheitskarte im Finanzdesaster, 2004 (Internet).

[86] Vgl. o.V., Bit für Bit zur Telematikinfrastruktur, 2005 (Internet) und vgl. o.V., Gesundheitskarte im Finanzdesaster, 2004 (Internet).

Für die Durchführung einer Testphase hat das Deutsche Institut für medizinische Dokumentation und Information, als Ansprechpartner der Bundesregierung, eine beispielhafte Kalkulation für die Einführung der Gesundheitskarte, bei der weitgehend Server für den Datenzugriff verwendet werden, veröffentlicht. Für eine Durchführung der Testphase wurden entsprechende Rahmenbedingungen festgelegt:

- 100000 Versicherte,
- 130 Ärzte (entspricht 100 Arztpraxen),
- 30 Apotheker,
- 2 Krankenhäuser und
- 2 Krankenkassen.[87]

Laut der Kalkulation muss man bei der Testphase mit 100000 Versicherten über 15 Monate mit Gesamtkosten in Höhe 12.564.200,00 Euro bei der Einführung der elektronischen Gesundheitskarte rechnen.

**Tabelle 1 Kosten der Testphase für die Beteiligten**

| Kosten | Investitionen | Betriebskosten |
|---|---|---|
| Ausstattung Arztpraxen | 604.500,00 € | 93.000,00 € |
| Ausstattung Krankenhäuser | 128.100,00 € | 27.000,00 € |
| Ausstattung Apotheke | 107.550,00 € | 26.550,00 € |
| Ausstattung Krankenkasse | 151.200,00 € | 33.750,00 € |
| Ausstattung eines Rechenzentrums | 835.000,00 € | 420.000,00 € |
| Karten | 1.014.280,00 € | 1.509.520,00 € |
| Kiosksysteme | 200.000,00 € | 78.750,00 € |
| Call-Center-Leistungen | - € | 195.000,00 € |
| Akzeptanz und Marketing | 640.000,00 € | - € |
| Projektmanagement | 1.000.000,00 € | 5.500.000,00 € |
| **Summe:** | **4.680.630,00 €** | **7.883.570,00 €** |
| **Summe:** | **12.564.200,00 €** | |

Quelle: eigene Darstellung in Anlehnung an o.V., Kalkulation Testphase, o.J. (Internet).

[87] Vgl. o.V., Kalkulation Testphase, o.J. (Internet).

Die aufgelisteten Kosten beziehen sich nur auf die Testregion, welche den oben genannten Anforderungen entspricht. Es wird speziell erwähnt, dass diese Kosten sich nicht linear auf Testregionen anderer Größenordnung oder sogar auf den Rollout in ganz Deutschland hochrechnen lassen. Vor allem die Kosten für das Projektmanagement und das Rechenzentrum sollen bei größeren Regionen unterproportional ansteigen.[88]

Betrachtet man daher nur die Kosten für die Arztpraxen, Apotheken, Krankenhäuser, Krankenkassen und Karten unter den gegebenen Rahmenbedingungen, kann man erste Vergleiche durchführen.

**Tabelle 2 Investitionskosten je Rahmenbedingung und Bundesgebiet**

| | **Investitionskosten** | | |
|---|---|---|---|
| **Kosten** | **Testregion** | **je Rahmenbedingung** | **Bundesgebiet** |
| Arztpraxen | 604.500,00 € | 6.045,00 € | 749.580.000,00 € |
| Krankenhäuser | 128.100,00 € | 64.050,00 € | 140.910.000,00 € |
| Apotheken | 107.550,00 € | 3.585,00 € | 78.870.000,00 € |
| Krankenkassen | 151.200,00 € | 75.600,00 € | 22.680.000,00 € |
| Karten | 1.014.280,00 € | 10,14 € | 811.424.000,00 € |
| | | | **1.803.464.000,00 €** |

Quelle: eigene Darstellung

Bereits bei den Investitionskosten je Arztpraxis kann man erkennen, dass ein kalkulierter Betrag in Höhe von 6045 € zu Grunde liegt. Wie bereits schon erwähnt wurde, werden aber offiziell nur Kosten zwischen 2000 € und 3000 € je Arztpraxis kalkuliert. Dabei entsteht schon eine Differenz von knapp 3000 €, welche bei späteren Honorar- bzw. Ausgleichzahlungen ggf. nicht berücksichtigt werden.

[88] Vgl. o.V., Kalkulation Testphase, o.J. (Internet).

Wenn man die einzelnen Zahlen auf die groben Zahlen des Bundesgebietes

- 80 Mio. Versicherte,
- 124000 Arztpraxen,
- 22000 Apotheken,
- 2200 Krankenhäuser sowie
- 300 Krankenversicherungen

hochrechnet, erhält man bereits ein Investitionsvolumen von rund 1,8 Mrd. € und Betriebskosten in den ersten 15 Monaten von ca. 1,4 Mrd. € (siehe Tabelle 3). Bei diesen Zahlen wurden jedoch noch nicht die Kosten für Rechenzentren, Kiosksysteme, Akzeptanz- und Marketingmaßnahmen, Projektmanagement und Call-Center-Leistungen berücksichtigt.

**Tabelle 3 Betriebskosten je Rahmenbedingung und Bundesgebiet**

| | Betriebskosten | | |
|---|---|---|---|
| **Kosten** | **Testregion** | **je Rahmenbedingung** | **Bundesgebiet** |
| Arztpraxen | 93.000,00 € | 930,00 € | 115.320.000,00 € |
| Krankenhäuser | 27.000,00 € | 13.500,00 € | 29.700.000,00 € |
| Apotheken | 26.550,00 € | 885,00 € | 19.470.000,00 € |
| Krankenkassen | 33.750,00 € | 16.875,00 € | 5.062.500,00 € |
| Karten | 1.509.520,00 € | 15,10 € | 1.207.616.000,00 € |
| | | | **1.377.168.500,00 €** |

Quelle: eigene Darstellung

Es ist daher relativ schwierig eine genaue Einschätzung der Kostensituation zu geben. Speziell der Bereich der Krankenkassen obliegt hier der Tatsache, dass jede Krankenkasse nur eine Geschäftsstelle hat. Daher sind die Zahlen für die Krankenversicherung hier nicht als repräsentativ zu bewerten, sondern beziehen sich nur auf das fiktiv geschaffene Testmodell.

## 4.2 Einsparpotential

Mit der Einführung der elektronischen Gesundheitskarte werden verschiedene Einsparpotentiale erzielt. Der größte Bereich der Einsparungen kann durch das elektronische Rezept erzielt werden. Allein in Deutschland werden jährlich zwischen 700 und 800 Mio. Papierrezepte mit einem Gesamtwert von rund 20 Mrd. € eingelöst. Durch die Vermeidung von Medienbrüchen sollen sich bis zu 200 Mio. € jährlich einsparen lassen.[89]

Betrachtet man die Kostenstrukturen bei der Abrechnung von Rezepten, wird man feststellen können, dass die eingeplanten bis zu 200 Mio. € nicht zwingend erreichbar sind. Mittelfristig wird nie eine Umstellung auf eine elektronische Verarbeitung aller Rezepte möglich sein und auch die Abrechnung des elektronischen Rezeptes ist nicht umsonst. Daher müssen einige Prozesse zum Teil beibehalten werden und können somit nicht als volle Einsparung realisiert werden.[90]

Bei der Finanzierung wurde immer wieder von der Einsparung aufgrund eines Online-Updates gesprochen. Denn man geht davon aus, dass z.B. im Jahr 2002 aufgrund von falschen Zuzahlungsinformationen knapp 250 Mio. € nicht geleistet wurden. Auch Kosten für Neuausstellungen, Adressenänderungen oder Krankenkassenwechsel könnten zum Teil vermieden werden. Durchschnittlich werden in Deutschland jährlich rund 19 Mio. Versichertenkarten ausgegeben. Durch die Möglichkeit eines Online-Updates bräuchten viele Versichertenkarten nicht neu ausgestellt werden. Somit könnten fast 14 Mio. Karten jährlich eingespart werden, was ein Einsparvolumen von knapp 150 Mio. jährlich bedeuten würde.[91]

---

[89] Vgl. o.V., eCard – Hofberichterstattung im Deutschen Ärzteblatt, 2005 (Internet).
[90] Vgl. Noelle, G., Warda, F., Telemedizin und eHealth in Deutschland, 2002, S. 205.
[91] Vgl. Noelle, G., Warda, F., Telemedizin und eHealth in Deutschland, 2002, S. 206 f..

Auch der oft angesprochene Kartenmissbrauch von Krankenversichertenkarten könnte verringert werden, wenn bei jeder Behandlung eine Online-Prüfung durchgeführt werden würde. Dennoch ließe sich der generelle Missbrauch auch von elektronischen Gesundheitskarten nicht vermeiden. Daher sollte diesem Bereich keine zu große Bedeutung zugemessen werden, da die Angaben über Schäden im Gesundheitswesen auch sehr unterschiedlich sind.

Durch die Arzneimitteldokumentation können verschiedene Einspareffekte erzielt werden. Gefährliche Medikamentenkombinationen führen oftmals zu Nebenwirkungen, welche ärztlich oder stationär behandelt werden müssen. Aufgrund von Arzneimittelnebenwirkungen werden jährlich ca. 500 Mio. € an Behandlungskosten verursacht.[92] Ein Großteil dieser Kosten könnte allein schon durch die Dokumentation sowie durch eine zusätzliche Risikoanalyse bei der Verordnung eingespart werden.

Weitere Einspareffekte durch Vermeidung von unnötigen Doppeluntersuchungen, von Doppelmedikationen, durch einen besseren Informationsfluss, durch Vorteile für Forschung und statistische Auswertung sowie durch einen Gesamtüberblick des Gesundheitsstatus können und werden erzielt werden. Eine finanzielle Beurteilung ist anhand der vorliegenden Unterlagen jedoch nicht sinnvoll.

Ärzte, Apotheker und Kliniken werden bei der Finanzierung Ihrer Computer, Software und Kartenlesegeräte in Vorleistung treten. Insgesamt zeigt sich, dass ca. 90% aller wesentlichen Einsparungen auf der Seite der Kostenträger zu verzeichnen sind.[93]

---

[92] Vgl. Klusen, N., Meusch, A., Gesundheitstelematik, 2002, S. 168.
[93] Vgl. Noelle, G., Warda, F., Telemedizin und eHealth in Deutschland, 2002, S. 208.

Einzig nur die Apotheker als Leistungserbringer könnten durch eine optimale Verbesserung der Struktur der Abrechnungszentren ihre Kosten neutralisieren. Die Ärzte sowie die Krankenhäuser wären nicht in der Lage ihre Kosten zu finanzieren bzw. durch Einsparungen zu neutralisieren. Die Krankenkassen werden den Leistungserbringern über einen noch vertraglich festzulegenden Rahmen Zuschläge zahlen, wenn Telematikanwendungen genutzt werden. Grundlage hierfür bildet § 291 a SGB V.[94] Von grundlegender Bedeutung ist es aber, dass die Krankenkassen korrekte Abschläge hinsichtlich der längeren Finanzierbarkeit der Investitionen zahlen. Denn die Ärzte stellen die Multiplikatoren der Gesundheitskarte dar und können somit auch die Akzeptanz der Gesundheitskarte bei der Bevölkerung beeinflussen.[95]

---

[94] Vgl. o.V., Wie sehen die Eckpunkte einer Finanzierungsvereinbarung zwischen Leistungserbringern und Krankenkassen aus?, o.J. (Internet).
[95] Vgl. Noelle, G., Warda, F., Telemedizin und eHealth in Deutschland, 2002, S. 209.

# 5 Fazit

Heute nehmen Informationen über gesundheitsbezogene Themen einen großen Stellenwert ein. Wie man anhand der vorliegenden Studien verdeutlicht wurde, kann die elektronische Gesundheitskarte mit den verschiedensten telematischen Anwendungen bei optimaler Ausnutzung eine Grundlage für eine effizientere und effektivere Behandlung von Patienten bedeuten. Voraussetzung für eine entsprechende Anwendung der Gesundheitskarte durch Ärzte und vor allem durch die Versicherten ist eine umfassende Information über Sicherheit, Datenschutz, Anwendungsmöglichkeiten und Nutzen.

Anhand des Bereiches der Finanzierung und der Kosten wurde verdeutlicht, dass die derzeitige Berechnung der Bundesregierung für eine optimale Finanzierung mit Einspareffekten derzeit schwer realisierbar ist, da speziell der Bereich der Zuzahlungen durch das Gesundheitsmodernisierungsgesetz bereits reformiert wurde und keine Mindereinnahmen mehr bedeutet. Dennoch sollte durch eine gesteigerte Versorgungsqualität, Transparenz und Effektivität eine optimale Behandlung möglich sein, welche im Laufe der Zeit zu Einsparungen im Gesundheitswesen führen wird.

Problematisch zu betrachten bleiben die Punkte der Informationsqualität und der Datensicherheit. Durch die neuen Möglichkeiten bietet sich den Versicherten und den Ärzten die Chance, viele Informationen in einer Patientenakte oder in einem Patientenfach zu hinterlegen. Daher wären Mindeststandards oder eine Mindestqualität zu gewährleisten. Auch wenn das Sicherheitskonzept der Bundesregierung und der beteiligten Gesellschaften schon sehr ausgereift ist, bleiben die Datensicherheit und der Datenmissbrauch eine große Schwachstelle.

Die heute bestehenden technischen Möglichkeiten gestatten eine effiziente Bekämpfung vieler Gefahren der Datensicherheit. Dennoch kommt es immer wieder vor, dass Sicherheitssysteme durch Hackerangriffe zusammenbrechen. Solche Szenarien sollten vorsichtig beobachtet werden.

## Literaturverzeichnis


1. Bake, Christian, Blobel, Bernd, Münch, Peter, Datenschutz und Datensicherheit im Gesundheits- und Sozialwesen, 2. Auflage, Frechen 2004.

2. Berger Kurzen, Brigitte, E-Health und Datenschutz, Zürich, Basel, Genf 2004.

3. Bertrand, Ute, Kuhlmann, Jan, Stark, Claus, Der Gesundheitschip, Frankfurt/Main 1995.

4. Bittner, Andreas K., Bit für Bit zur Telematikinfrastruktur (Telemed 2005, Teil II), http://www.buergerkarte.info/aktuell/2005/bit-fur-bit-zur-telematik_ii/, 11.04.2005.

5. Bolte, Mario, Datenschutz und Sicherheit: Sicherheitsziele und –maßnahmen, http://www.dimdi.de/static/de/ehealth/karte/download/sicherheit.pdf, o.J..

6. Deutsch, Erwin, Spickhoff, Andreas, Medizinrecht, 4. Auflage, Berlin, Heidelberg, New York 2003.

7. Jähn, Karl, Nagel, Eckhard, e-Health, Berlin, Heidelberg 2004.

8. Klusen, Norbert, Meusch, Andreas, Gesundheitstelematik, Baden-Baden 2002.

9. Lehmann, Thomas, Meyer zu Bexten, Erdmuthe, Handbuch der Medizinischen Informatik, München, Wien 2002.

10. Noelle, Guido, Warda, Frank, Telemedizin und eHealth in Deutschland: Materialien und Empfehlungen für eine nationale Telematikplattform 2002.

11. o.V., Einführung der Telematik Infrastruktur – Überblick der Lösungsarchitektur, http://www.dkgev.de/file/242.zip (rs11-05_anlage5b-elek.gesundheitskarte.pdf),2004.

12. o.V., Die rechtlichen Fundamente der elektronischen Gesundheitskarte, http://www.dimdi.de/static/de/ehealth/karte/basisinformation/gesetzrahmen/, o.J..

13. o.V., Forderungen der Ersatzkassenverbände zur Strukturreform, http://www.vdak.de/standpunkte/forderungen2002_endfassung.pdf, 2002.

14. o.V., Fragen und Antworten: elektronische Gesundheitskarte, http://www.die-gesundheitskarte.de/fragen_und_antworten/pdf/fragen_antworten_gesundheitskarte.pdf, 17.08.2005.

15. o.V., Gesundheitskarte AKTUELL: Informationen zum Thema Arzneimitteldokumentation, http://www.die-gesundheitskarte.de/gesundheitskarte_aktuell/arzneimitteldokumentation/pdf/gesundheitskarte_aktuell_arzneimitteldokumentation.pdf, 31.08.2005.

16. o.V., Gesundheitskarte AKTUELL: Informationen zum Thema Datensicherheit, http://www.die-gesundheitskarte.de/gesundheitskarte_aktuell/datensicherheit/pdf/gesundheitskarte_aktuell_datensicherheit.pdf, 29.08.2005.

17. o.V., Gesundheitskarte AKTUELL: Informationen zum Thema Elektronische Patientenakte (EPA), http://www.die-gesundheitskarte.de/gesundheitskarte_aktuell/elektronische_patientenakte/pdf/gesundheitskarte_aktuell_elektronische_patientenakte.pdf, 06.09.2005.

18. o.V., Gesundheitskarte AKTUELL: Informationen zum Thema Notfalldaten, http://www.die-gesundheitskarte.de/gesundheitskarte_aktuell/notfalldaten/pdf/gesundheitskarte_aktuell_notfalldaten.pdf, 29.08.2005.

19. o.V., Gesundheitskarte AKTUELL: Informationen zum elektronischen Rezept, http://www.die-gesundheitskarte.de/gesundheitskarte_aktuell/elektronisches_rezept/pdf/gesundheitskarte_aktuell_erezept.pdf, 29.08.2005.

20. o.V., Hintergrundinformationen zur Einführung der elektronischen Gesundheitskarte in Deutschland, http://www.die-gesundheitskarte.de/download/dokumente/hintergrundinformationen_einfuehrung_egk.pdf, o.J. (05.10.2005).

21. o.V., Kalkulation Testphase, http://www.dimdi.de/static/de/ehealth/karte/download/kalkulationsvorhaben_testphase100000.pdf, o.J..

22. o.V., Gesundheitskarte im Finanzdesaster, http://www.aerzte-seite.de/modules.php?name=News&file=article&sid=284, 02.11.2004.

23. o.V., Spezifikationen der Lösungsarchitektur zur Umsetzung der Anwendungen der elektronischen Gesundheitskarte, http://www.consulting4solutions.de/Inhalt/PDF/eGK-Glossar-v1.0.pdf, 14.03.2005.

24. o.V., Telematik im Gesundheitswesen, Berlin 2005.

25. o.V., Wie sehen die Eckpunkte einer Finanzierungsvereinbarung zwischen Leistungserbringern und Krankenkassen aus?, http://www.kbv.de/presse/3859.html#Wie%20sehen%20die%20Eckpunkte%20einer%20Finanzierungsvereinbarung%20zwischen%20Leistungserbringern%20und%20Krankenkassen%20aus?<br%20/>, o.J..

26. Ries, Hans Peter, Schnieder, Karl-Heinz, Althaus, Jürgen, Großbölting, Ralf, Arztrecht, Berlin, Heidelberg, New York 2004.

27. Schütze, Bernd, Sicherer elektronischer Austausch von Patientendaten in der Medizin, Berlin 2004.

28. Simon, Michael, Das Gesundheitssystem in Deutschland, Bern 2005.

BEI GRIN MACHT SICH IHR
WISSEN BEZAHLT

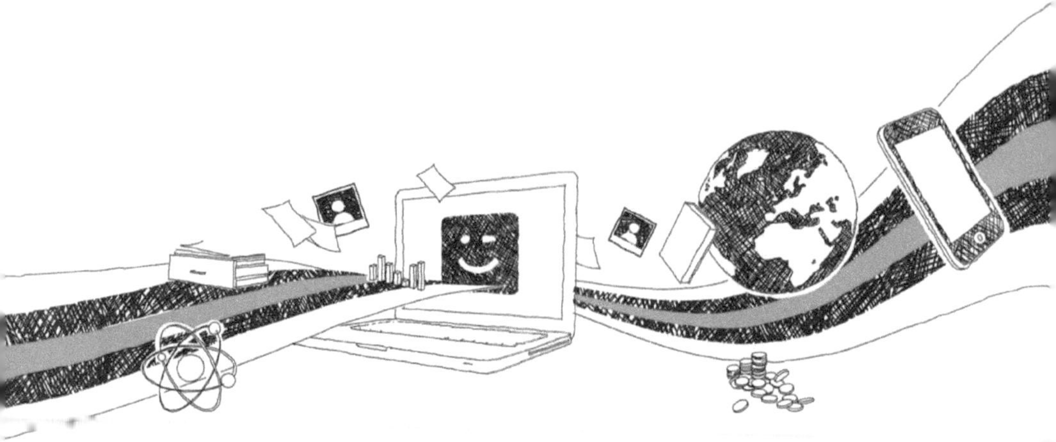

- Wir veröffentlichen Ihre Hausarbeit, Bachelor- und Masterarbeit

- Ihr eigenes eBook und Buch - weltweit in allen wichtigen Shops

- Verdienen Sie an jedem Verkauf

Jetzt bei www.GRIN.com hochladen
und kostenlos publizieren